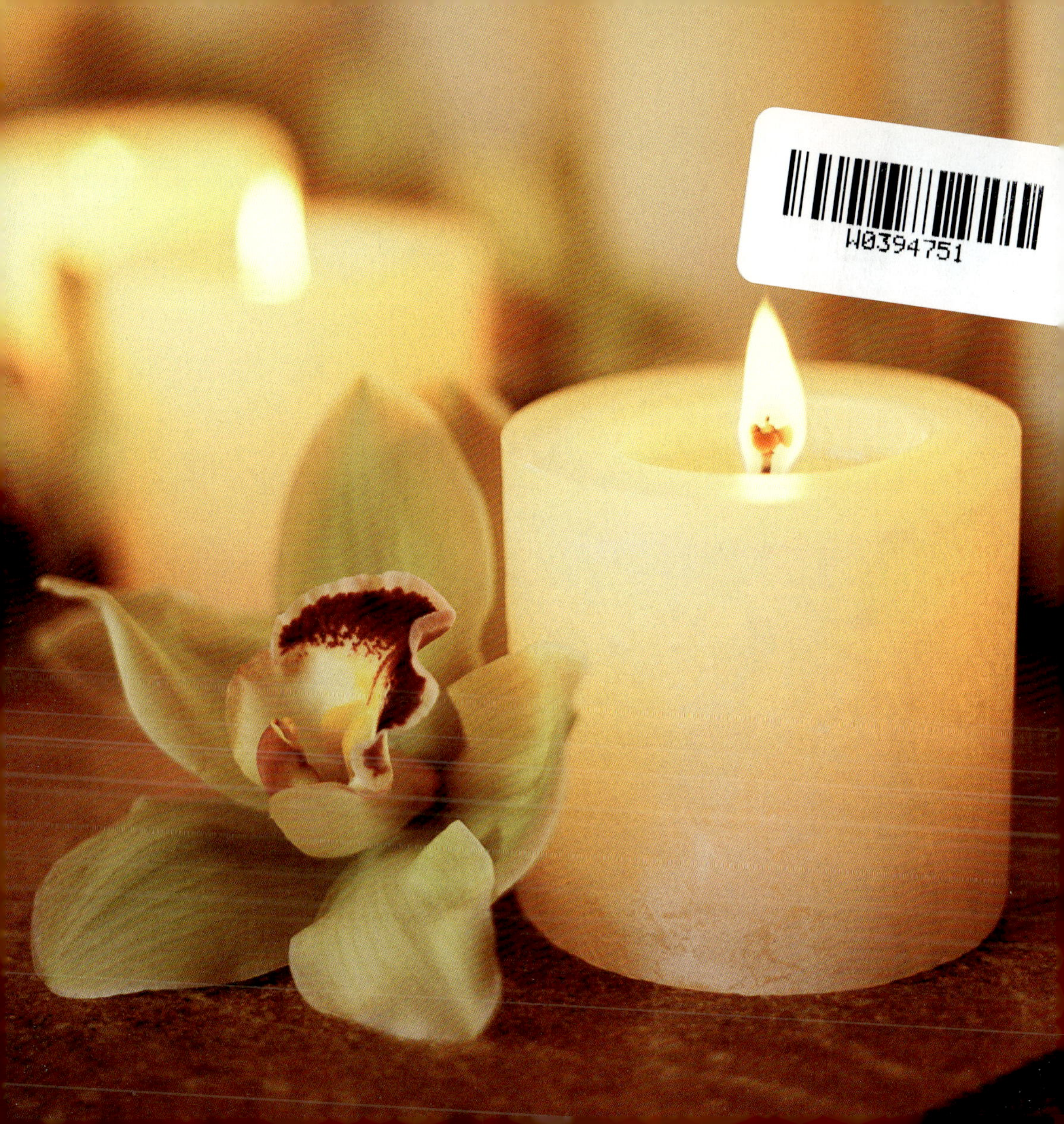

In diesen schweren Stunden
besteht **unser Trost**
oft nur darin, in unser Schweigen
all unsere Liebe und
all unser Mitleid zu legen.

Ich trauere mit Dir

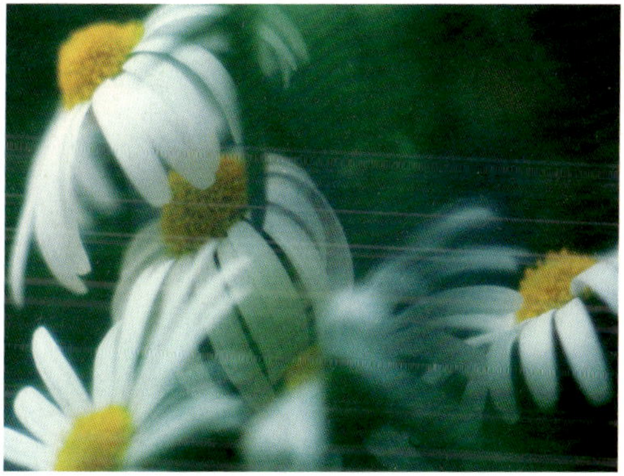

Weltbild

Wenn durch einen
Menschen ein wenig mehr
Liebe und Güte,
ein wenig mehr Licht
und Wahrheit in der Welt war,
hat sein Leben
einen Sinn gehabt.

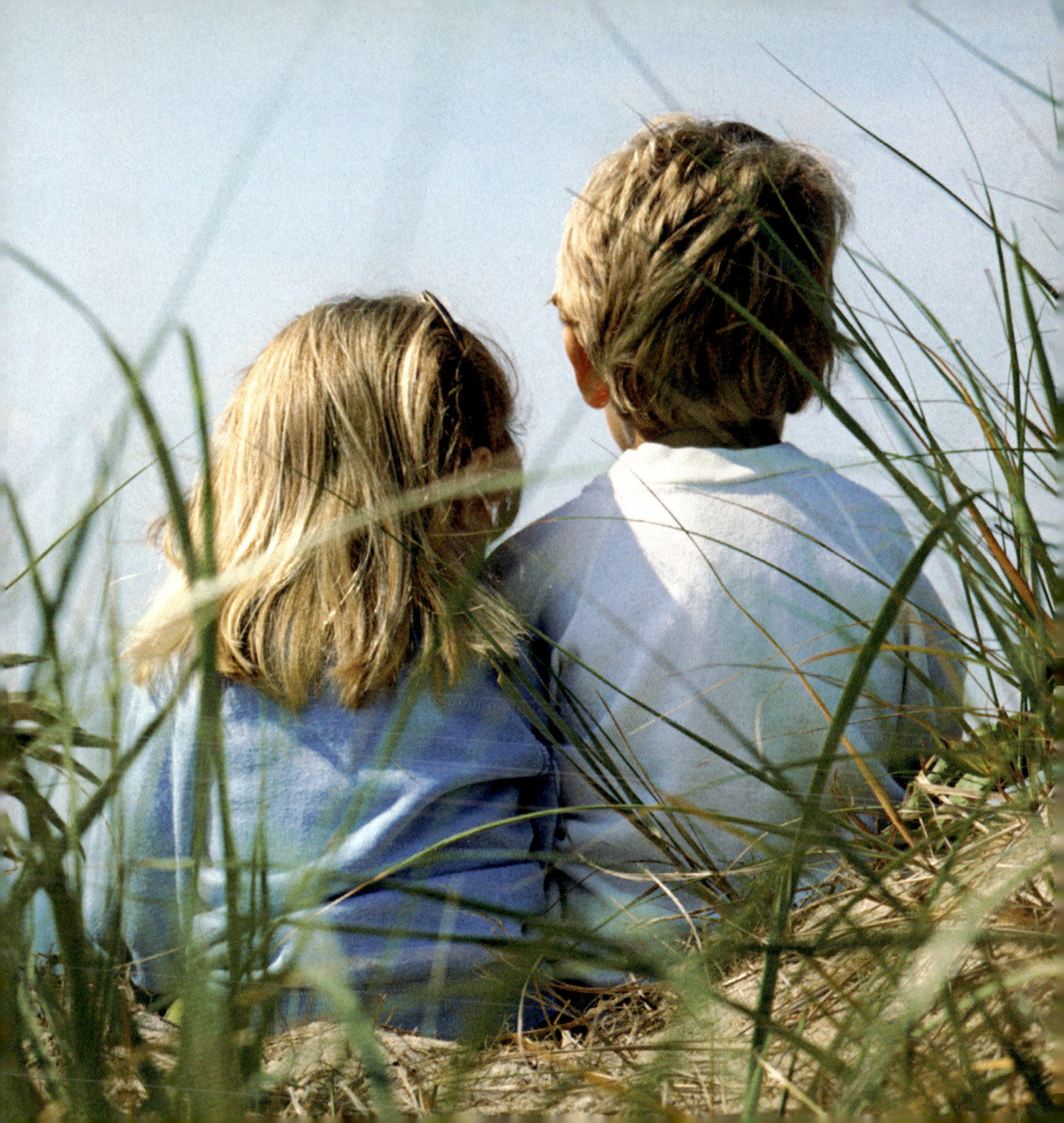

Erinnerungen sind
kleine Sterne,
die tröstend in das Dunkel
unserer Trauer funkeln.

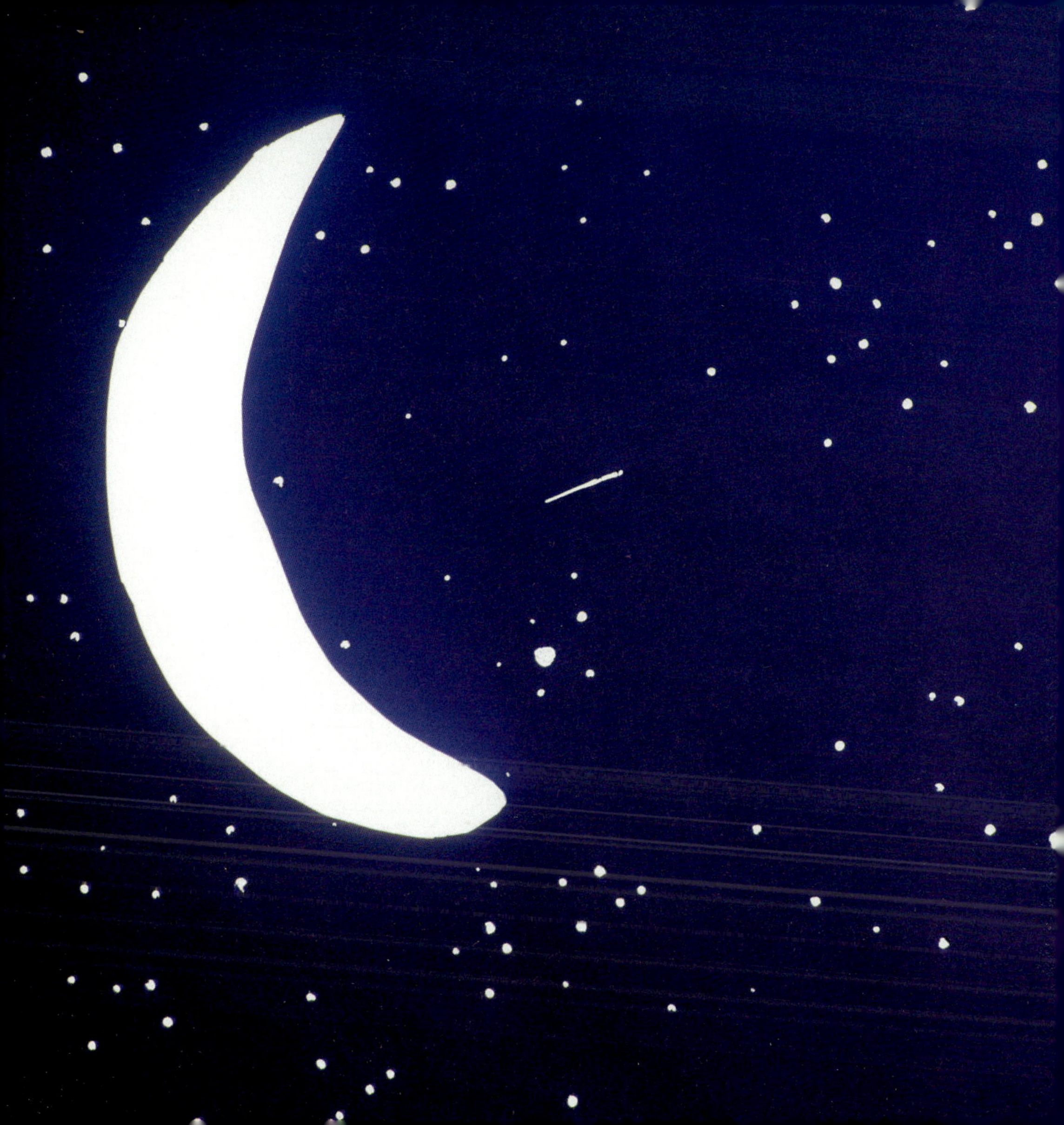

Du bist zu denen gegangen,

die Dich liebten,

um bei ihnen auf die zu warten,
die Dich lieben.

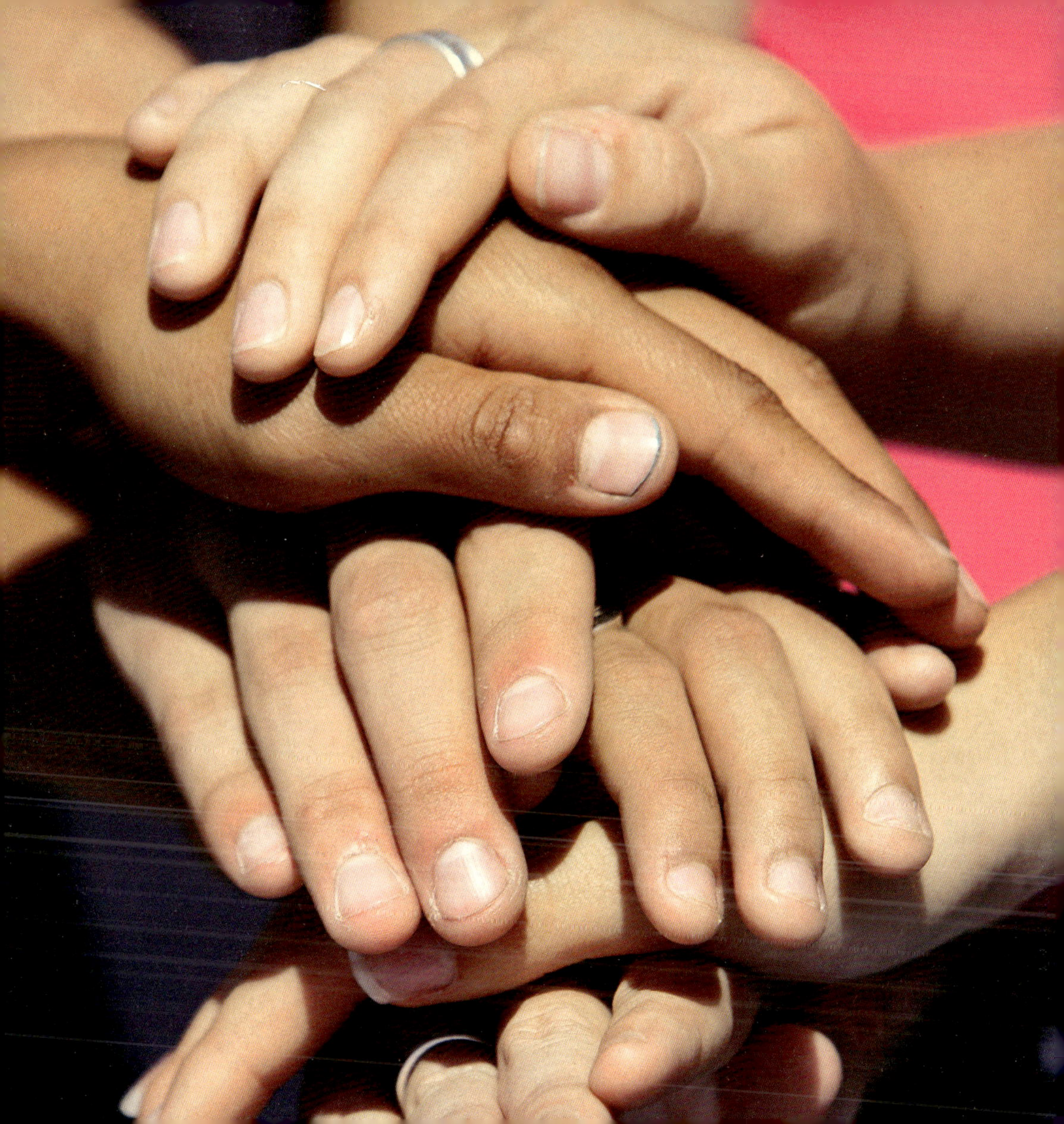

Der Tod ist der

Grenzstein des Lebens,

aber er ist nicht
die Grenze der Liebe.

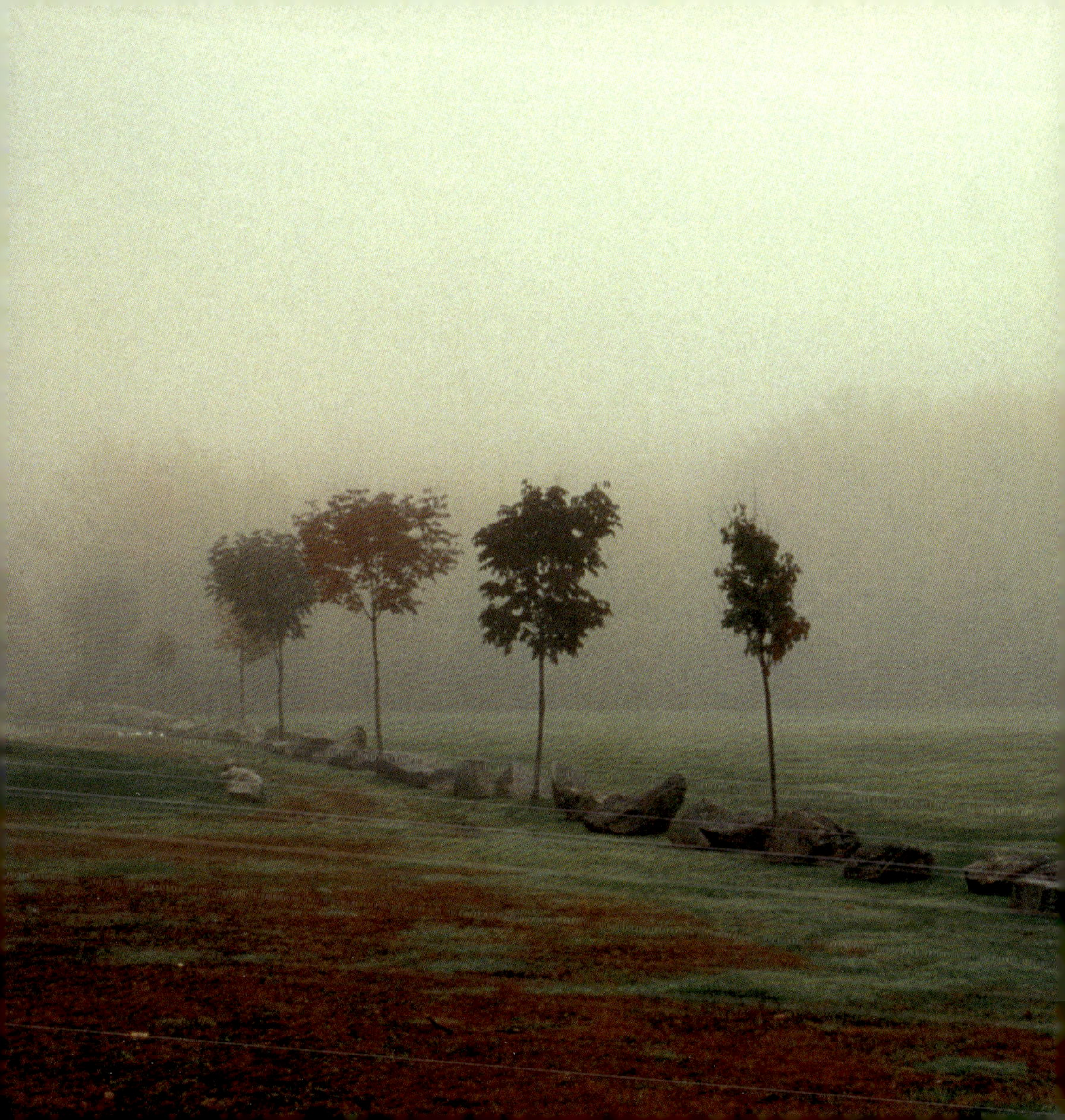

Die Erinnerung ist ein Fenster,
durch das ich
Dich sehen kann,
wann immer ich will.

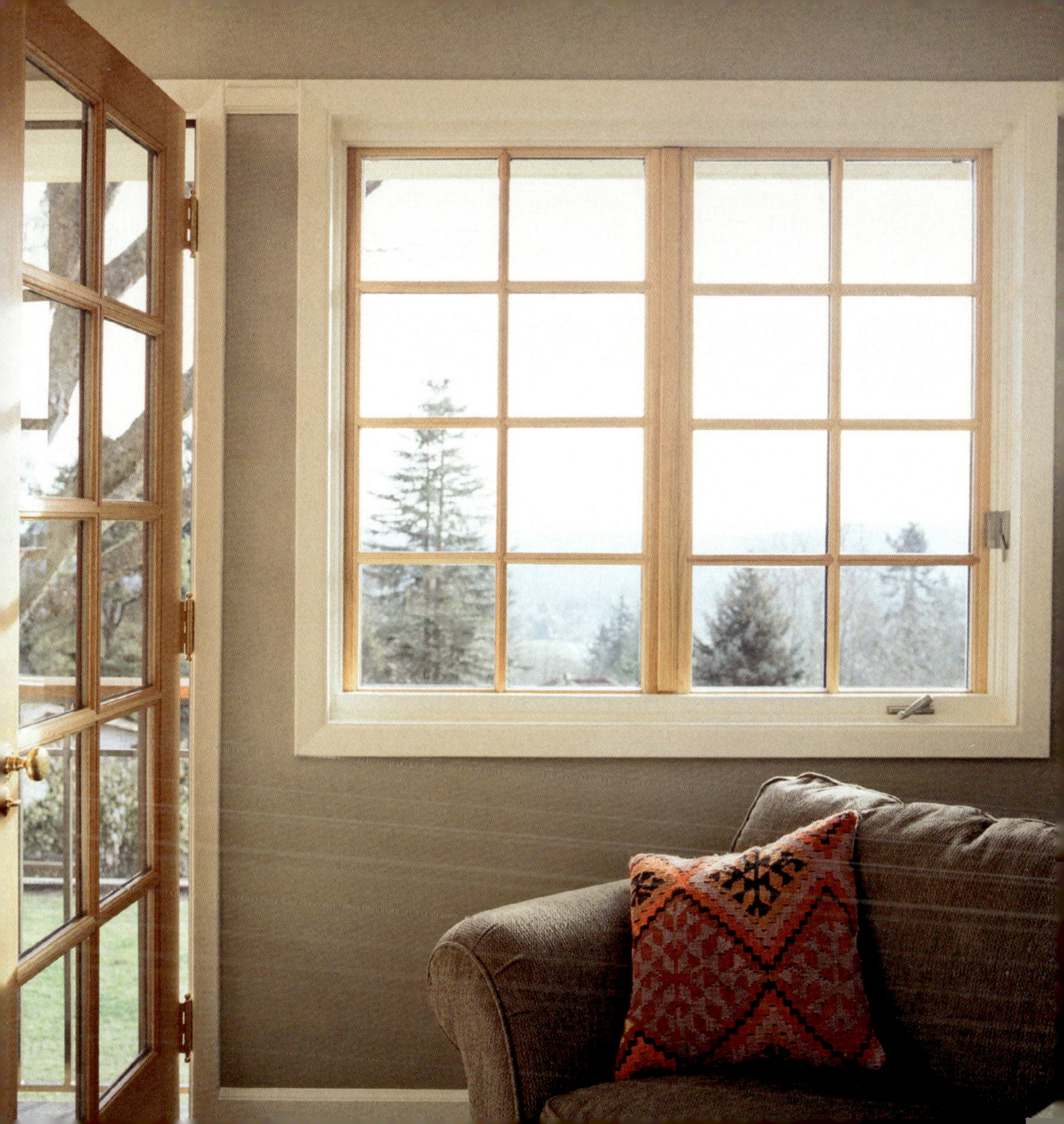

Der Tod ist wie ein

Horizont,

an dem unsere Wahrnehmung an ihre Grenze stößt. Dahinter ist alles Licht und Liebe.

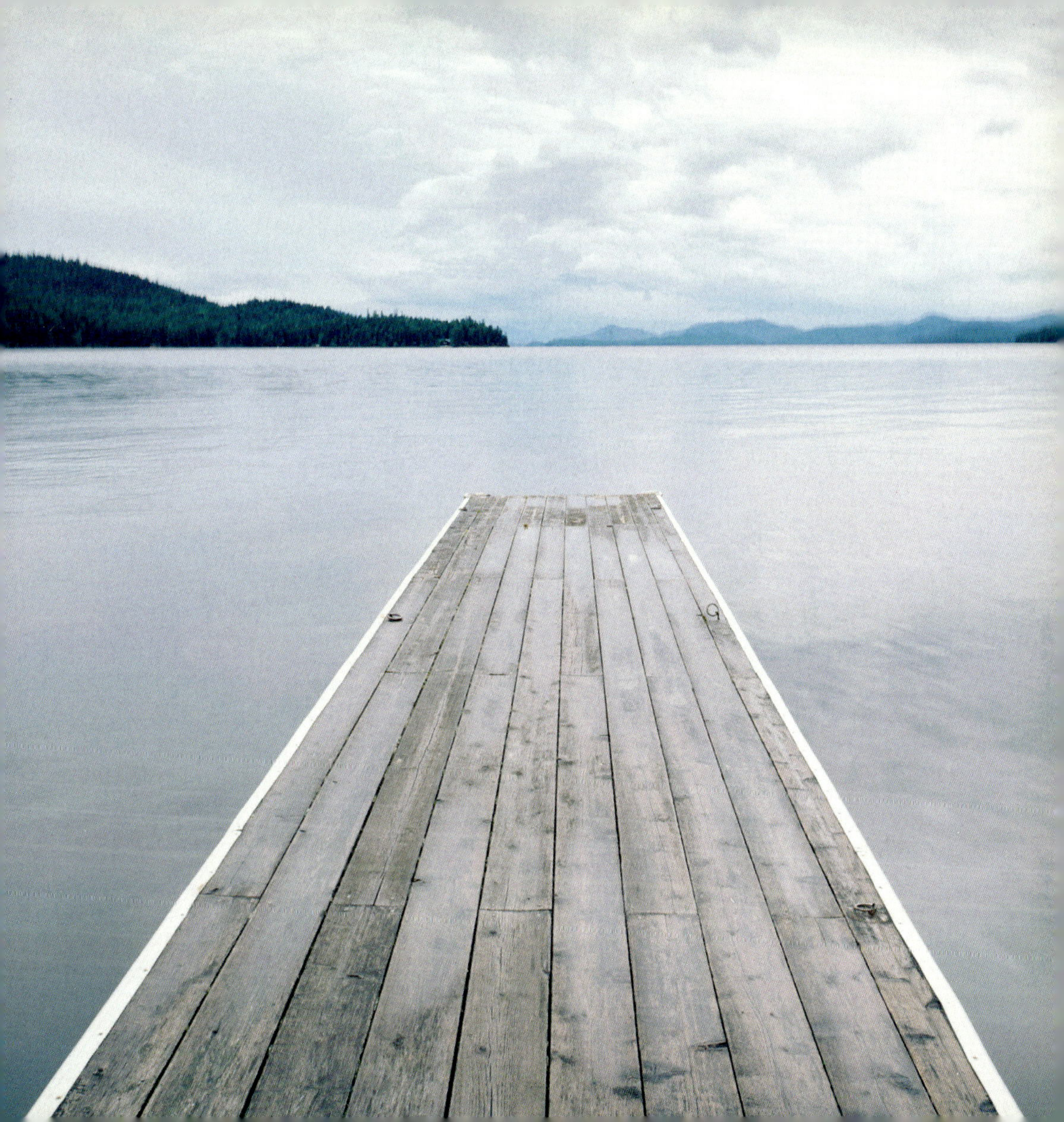

Das Schönste, was ein
Mensch hinterlassen kann,
ist ein Lächeln
im Gesicht derjenigen,
die an ihn denken.

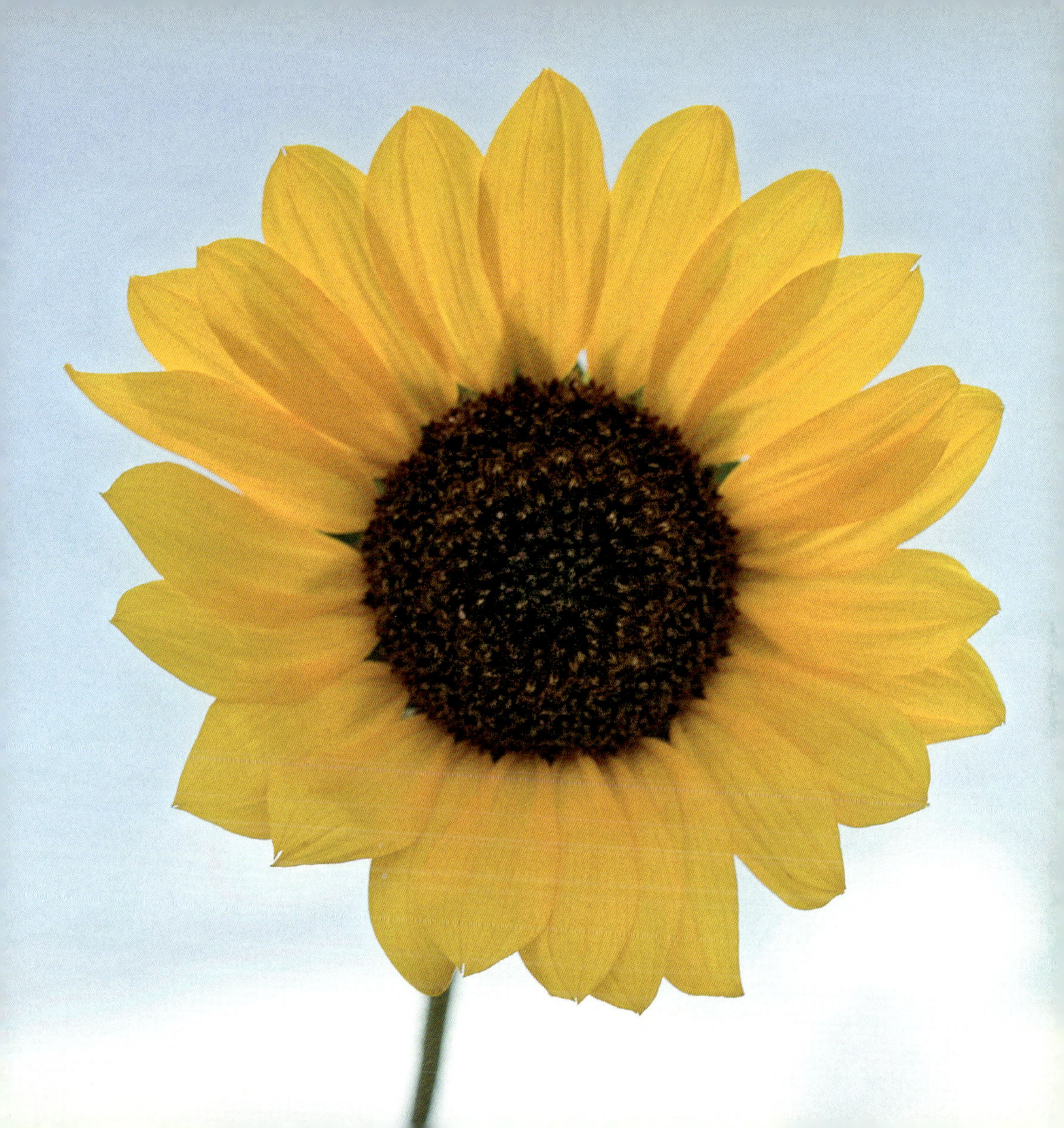

Deine Seele hat Flügel,

damit alles Leid
still von Dir gehen kann.

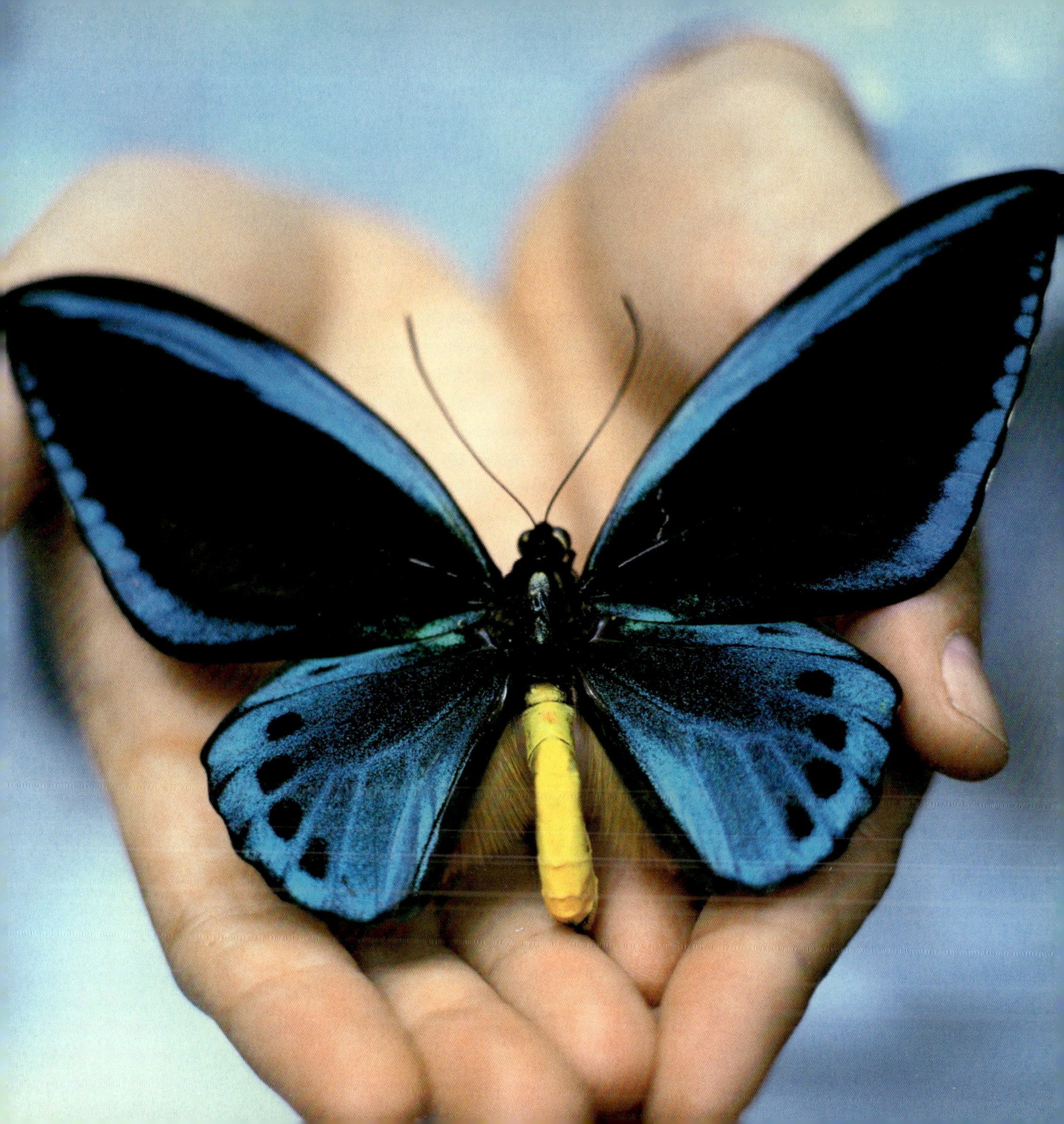

Nichts, nicht einmal die
Liebe, vermag **ein Blatt**
zu halten, das
lautlos vom Baum fällt.

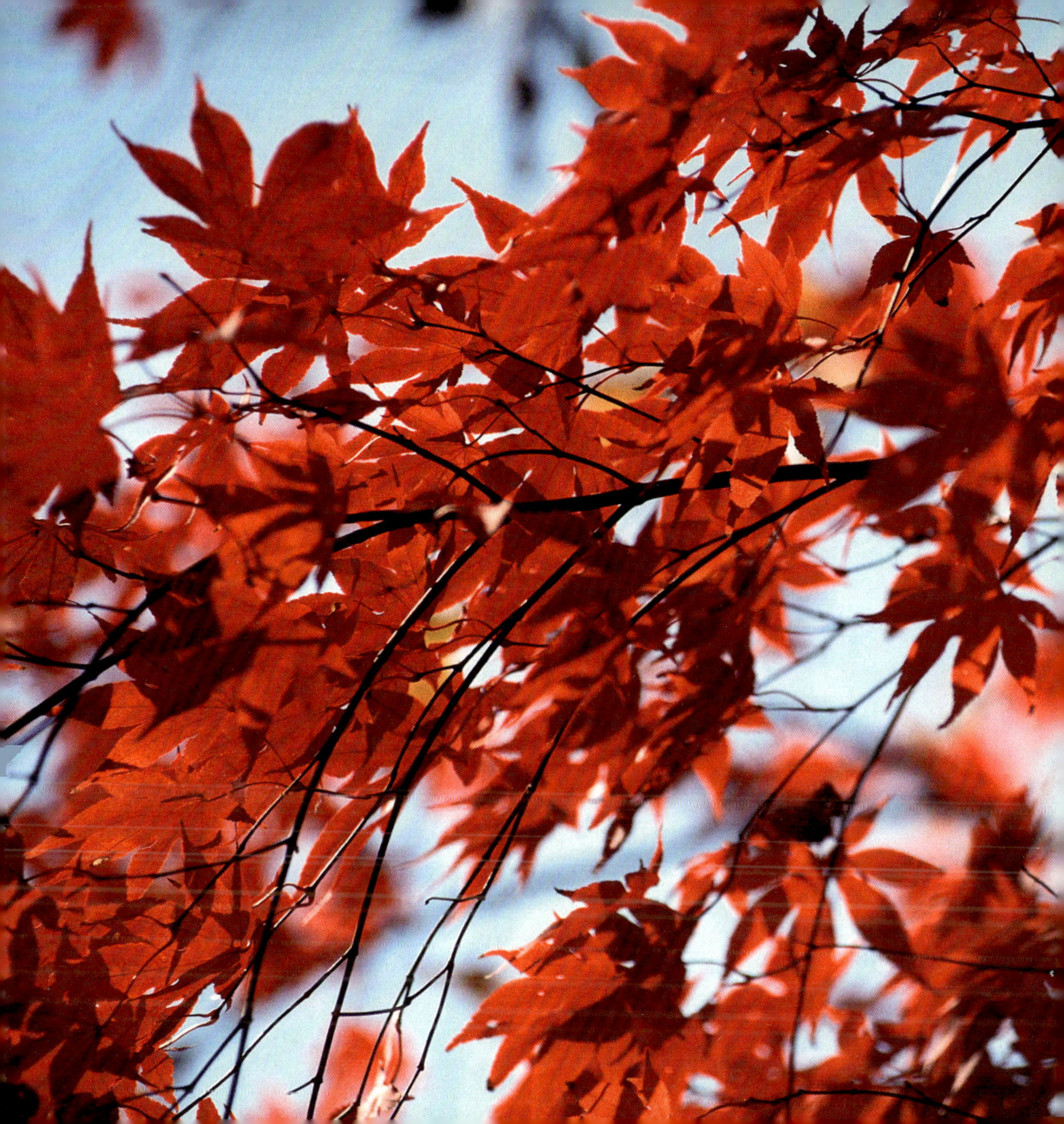

Nun ist Dein Abschied zu
meinem **Abschied** *geworden.*
Und ich darf nicht festhalten,
was Du mit Dir genommen hast.

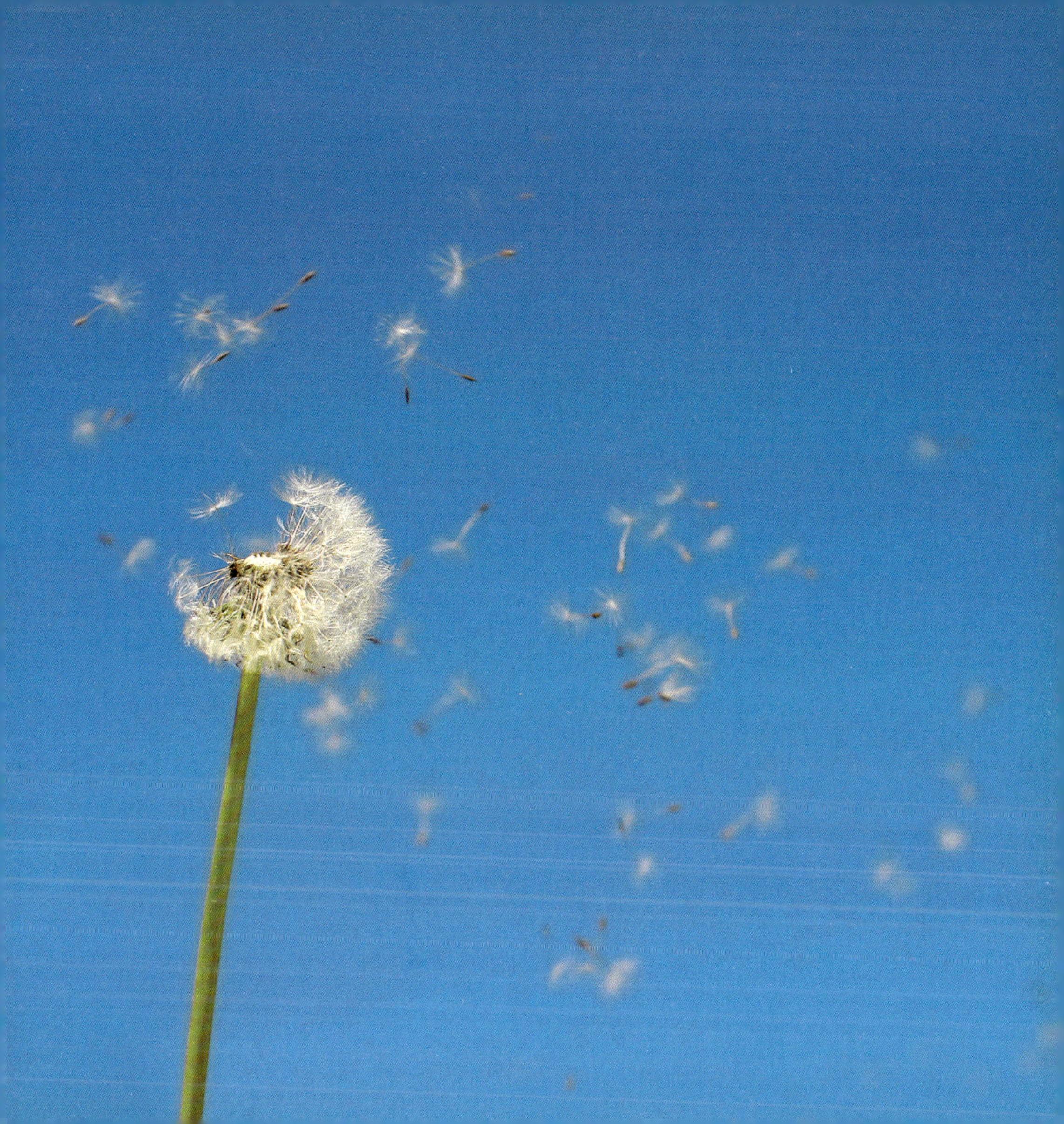

Was Du uns **aus Liebe**
gegeben hast,
dafür ist jeder Dank zu klein.

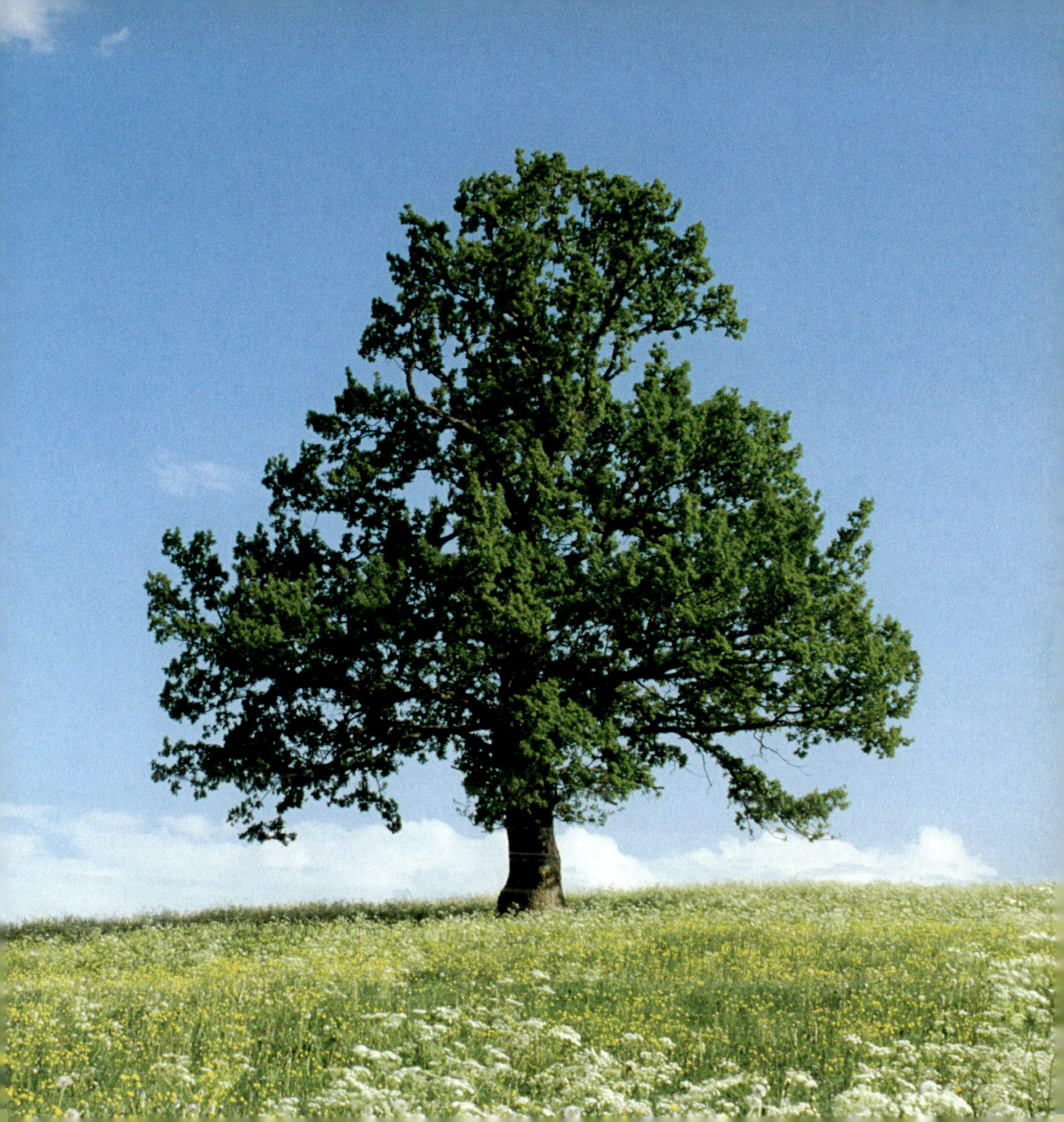

Wenn das Licht erlischt,
bleibt die Trauer.
Wenn die **Trauer vergeht,**
bleibt die Erinnerung.

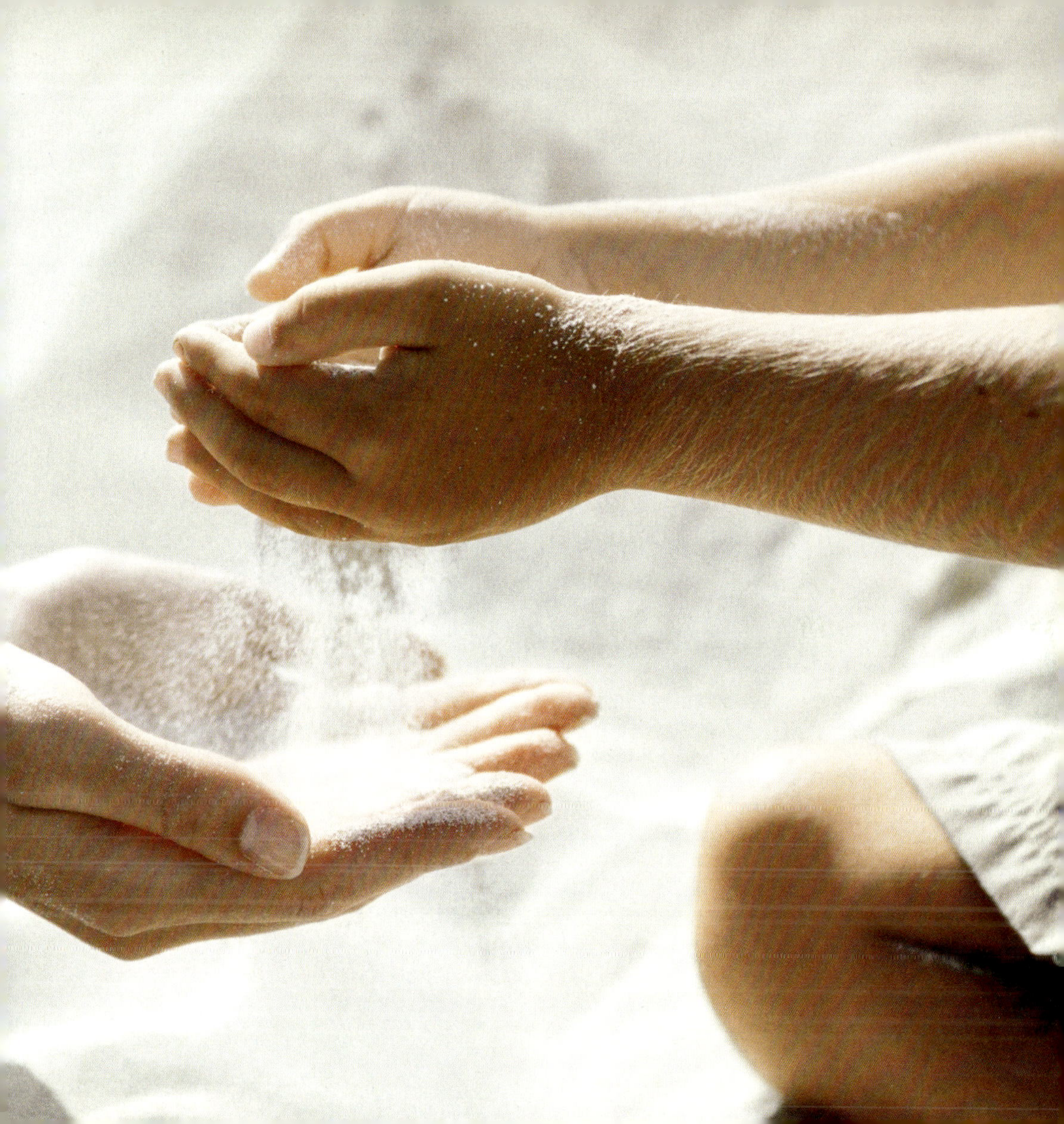

Für wen
solltest Du gestorben sein?
Du bist nicht gestorben,
Du bist uns nur

vorangegangen.

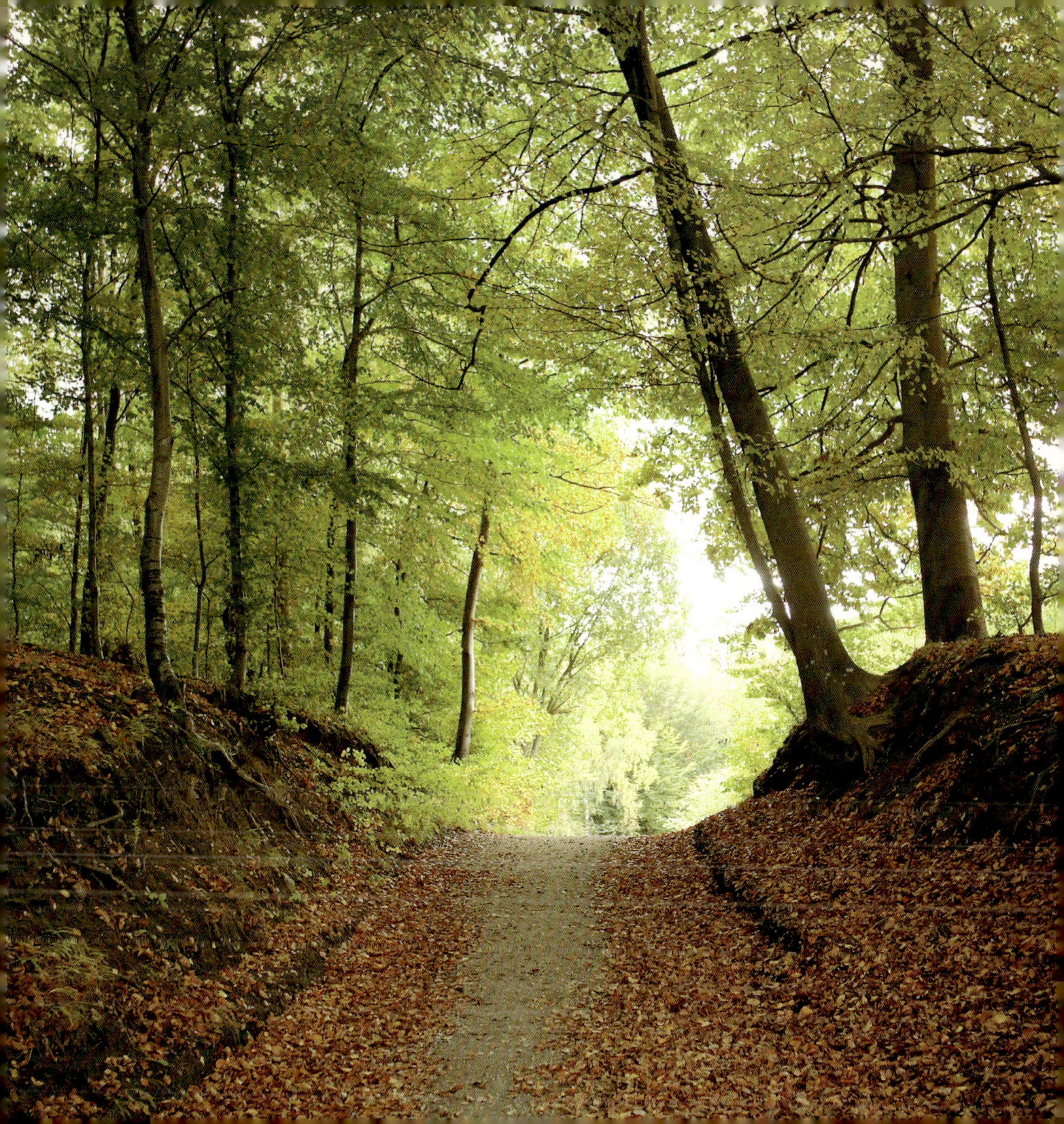

Es wird Stille sein und Leere.
Es wird Trauer sein und Schmerz.
Es wird **Glück** *bleiben und*
Dank, dass Du bei uns warst.

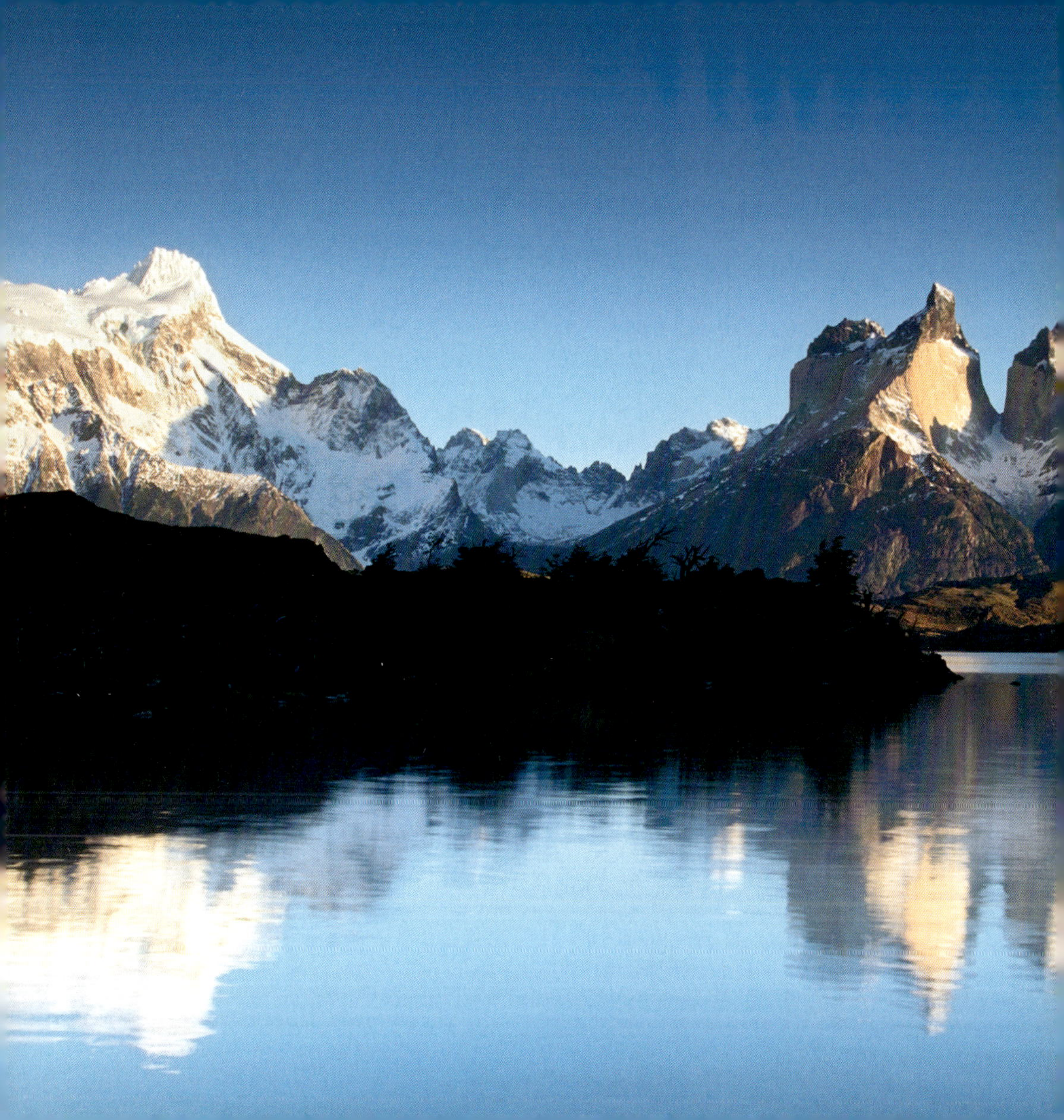

Höre die Stimme, die sagt:
Es ist genug.

Das Leben war schön.

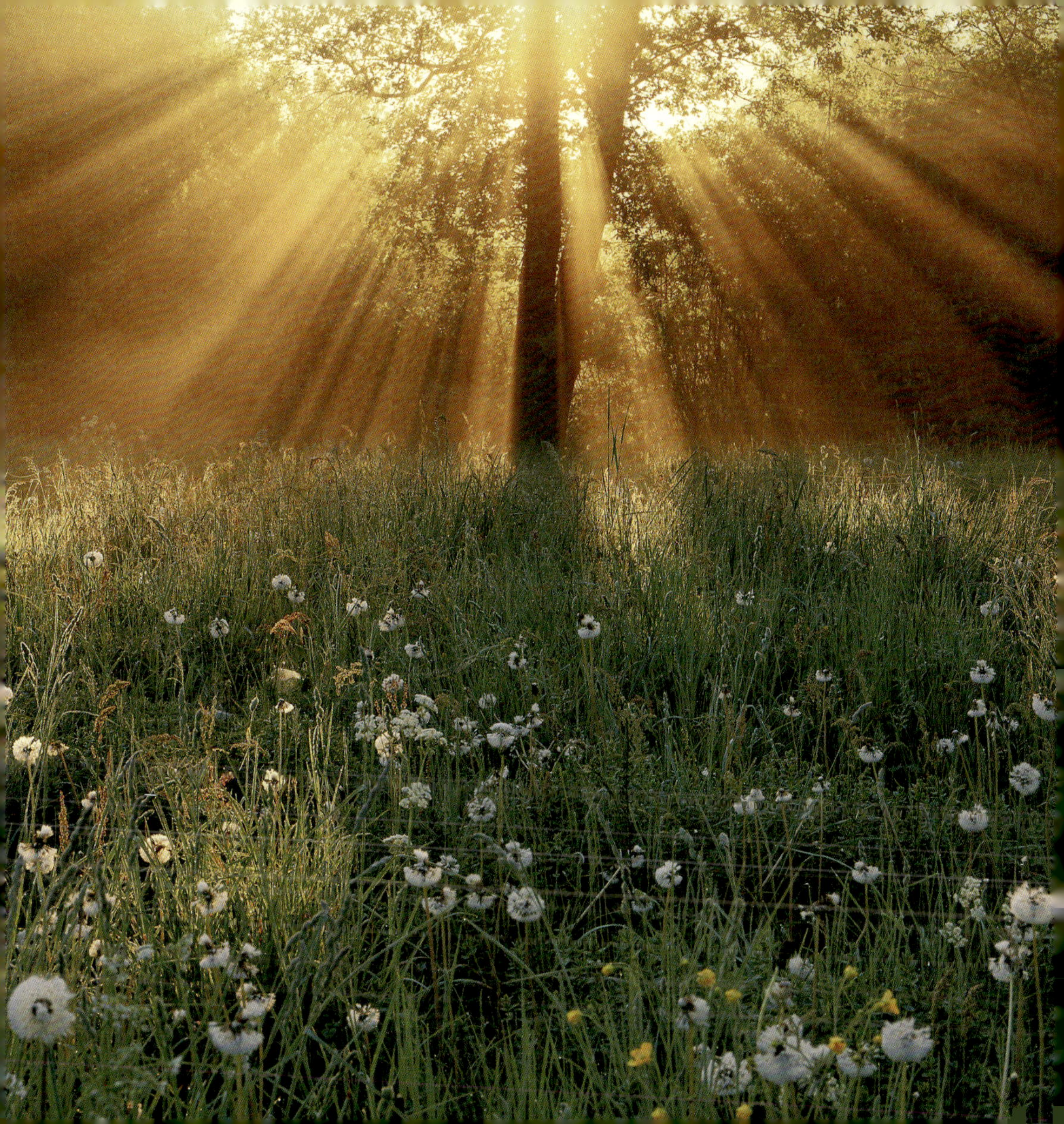

Erinnerungen gehen nicht ohne

das Versprechen,

wiederzukehren,

wenn unser Herz sie ruft.

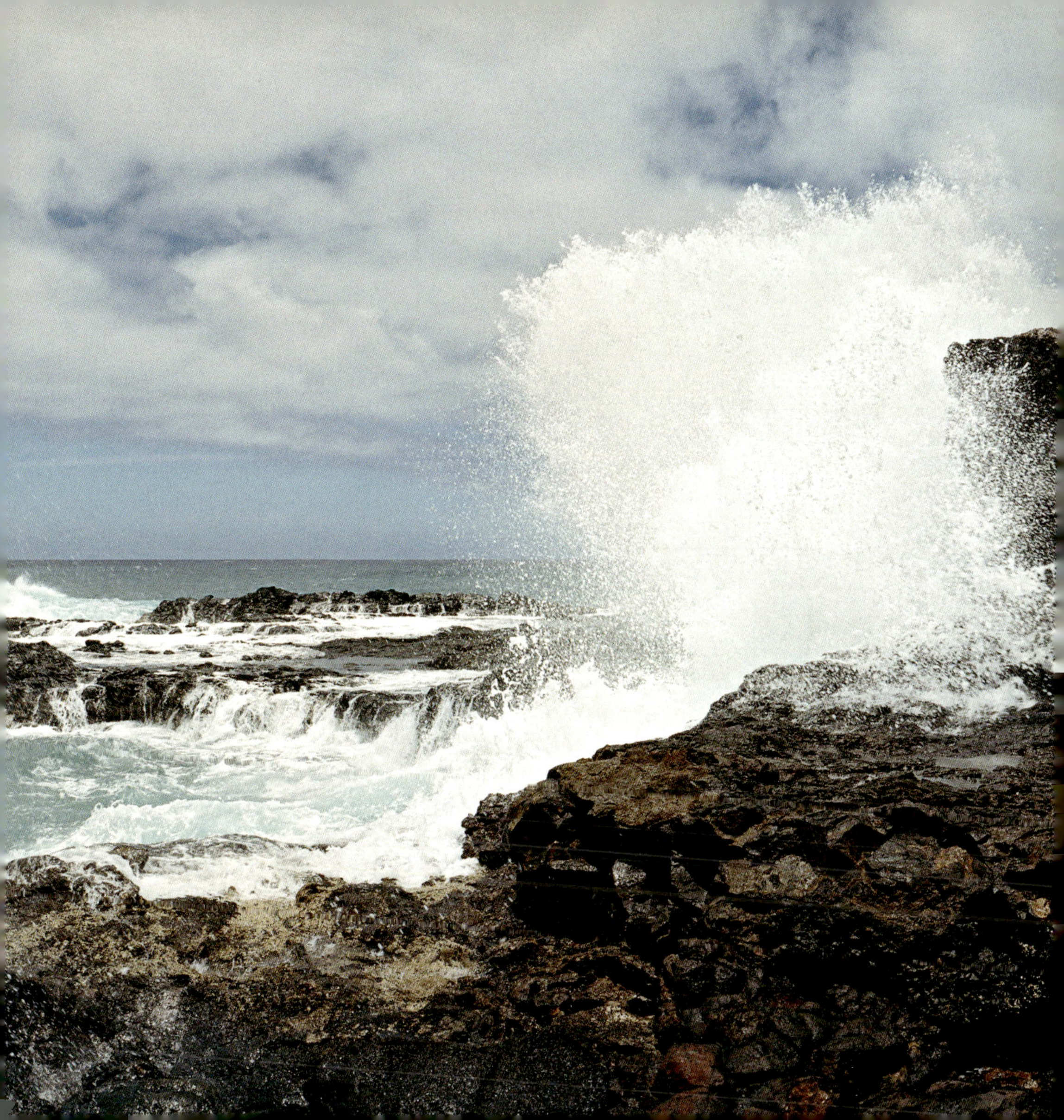

Alles, was ich jetzt empfinde,
kann ich in drei Worte legen:

Du fehlst mir.

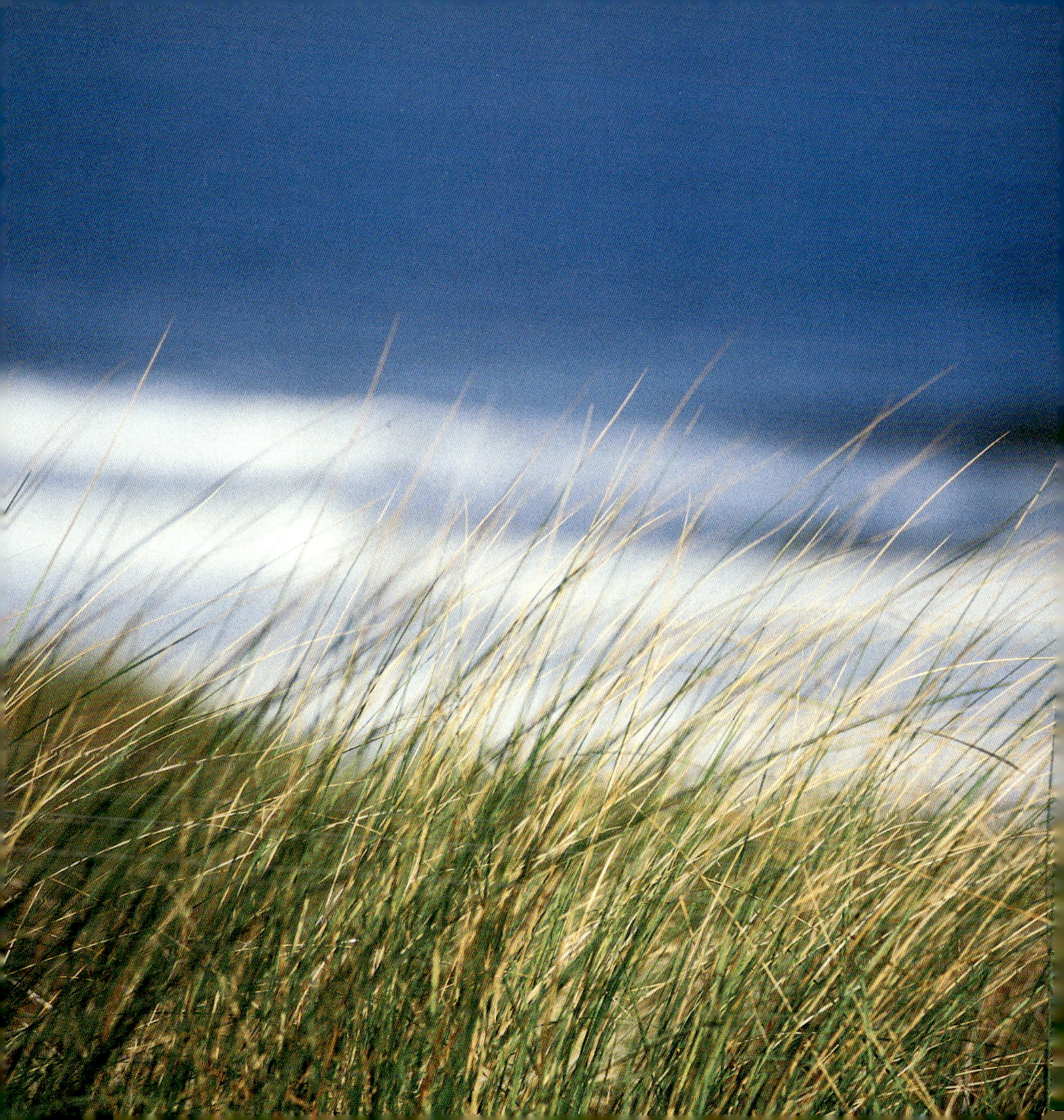

Du bist nicht mehr da,
wo Du warst,
aber Du bist überall,
wo wir sind.

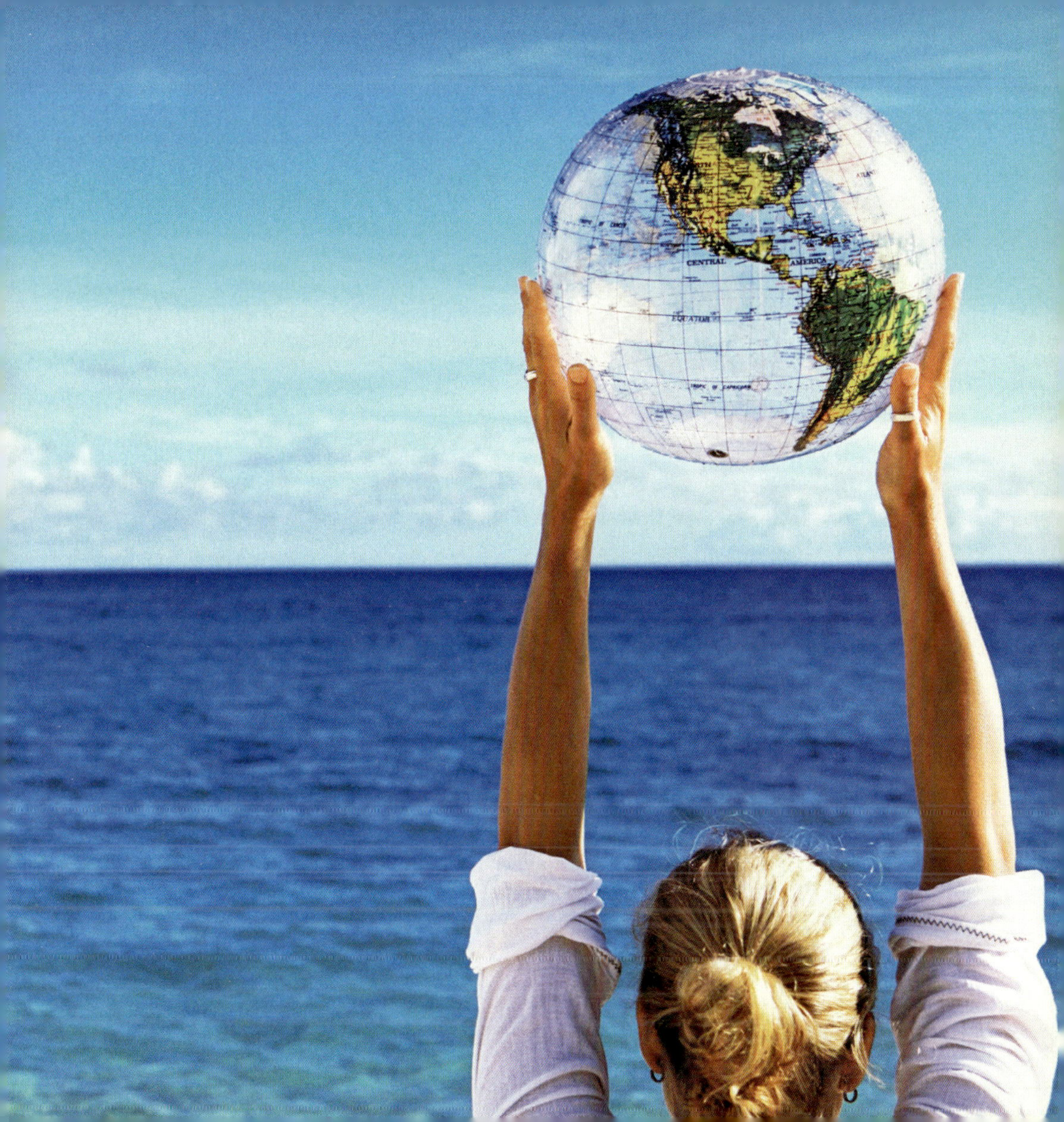
CENTRAL
AMERICA
EQUATOR

Du bist gegangen,
nur einen **kleinen Schritt**
und gar nicht mal weit.

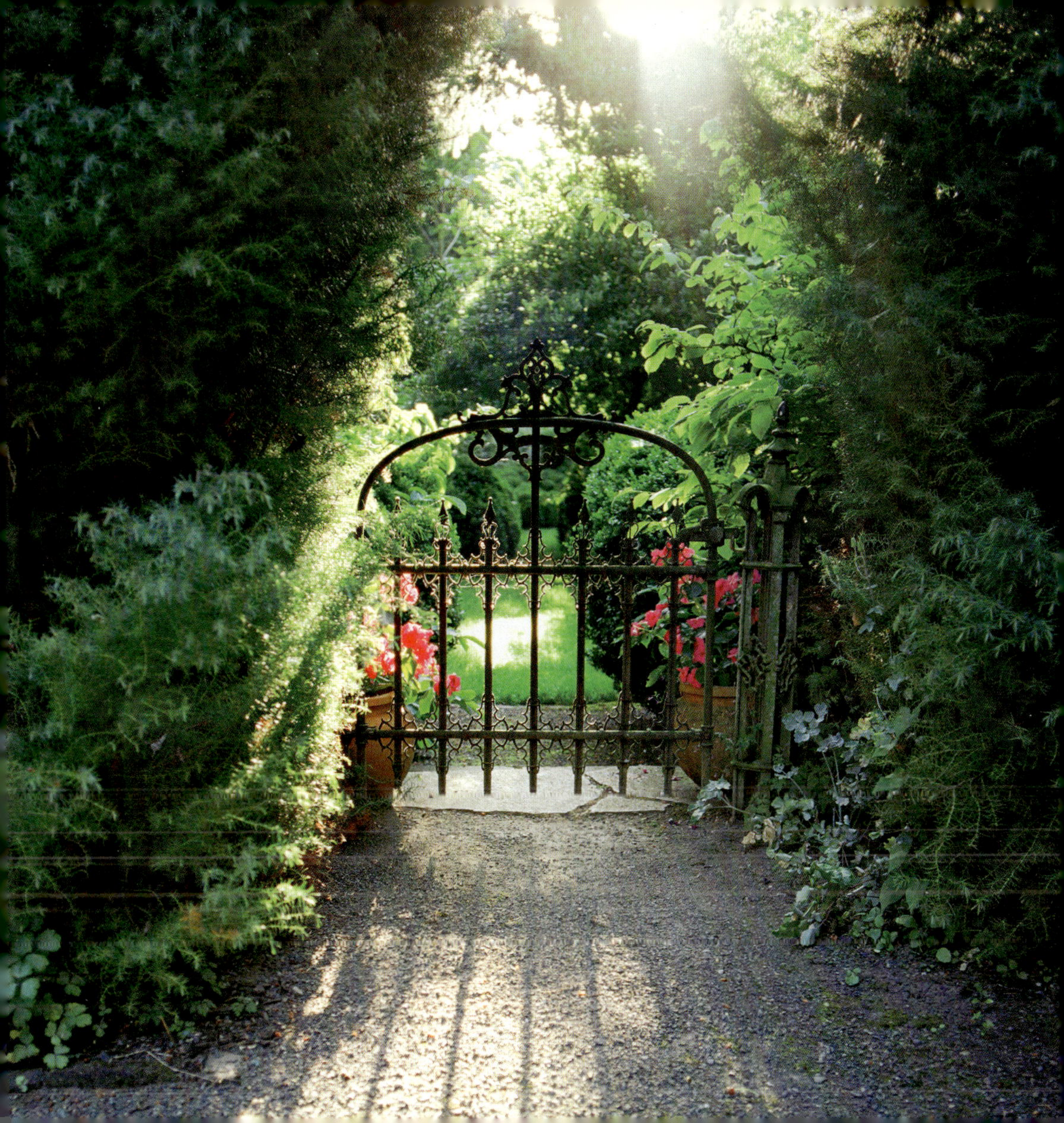

Und wenn wir dorthin kommen,
wo Du jetzt bist,
werden wir uns fragen,
warum wir geweint haben.

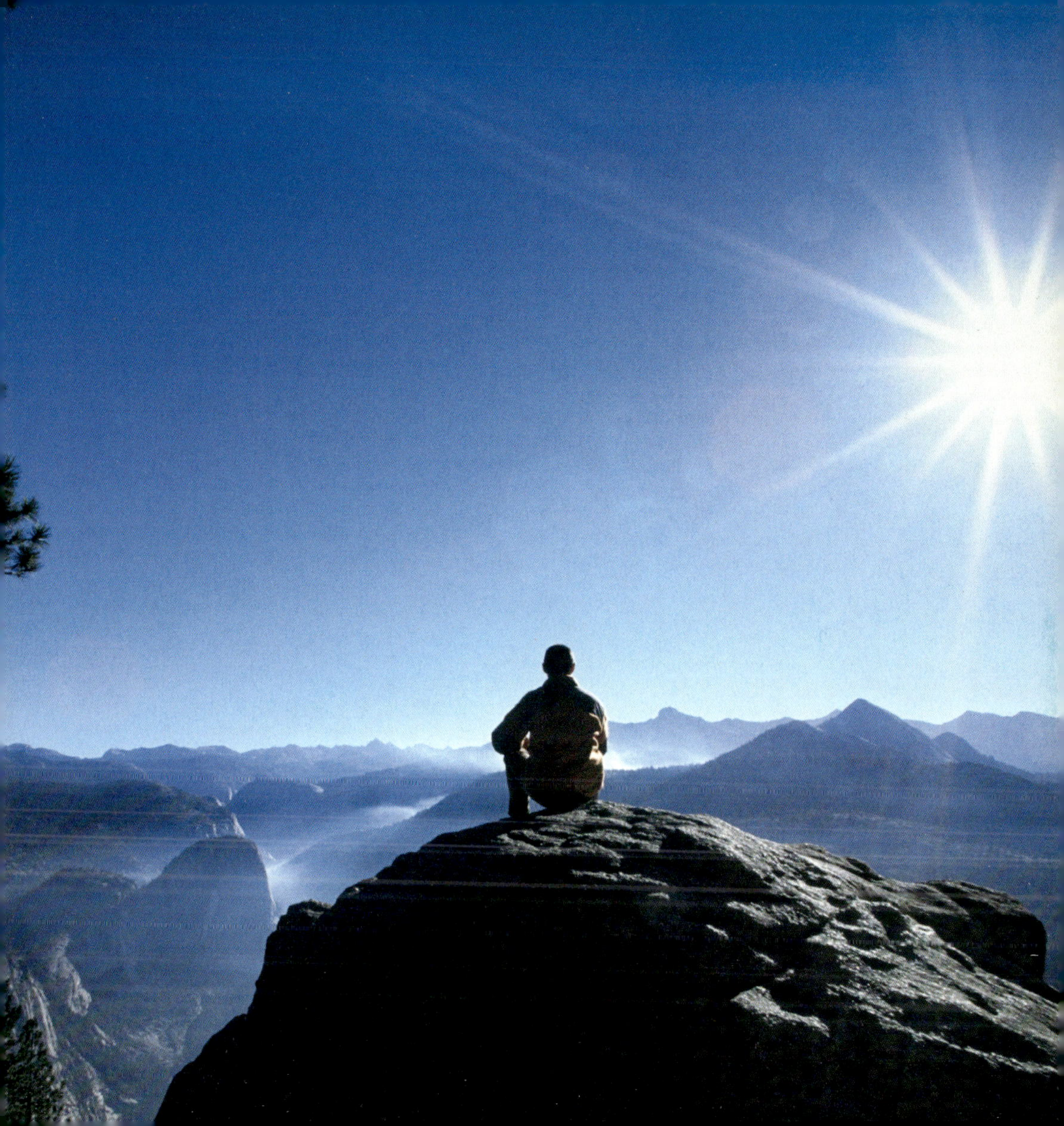

Ich fühle mich untröstlich,
verlassen und verloren.
Dabei hast Du **meine Hand**
gar nicht losgelassen.

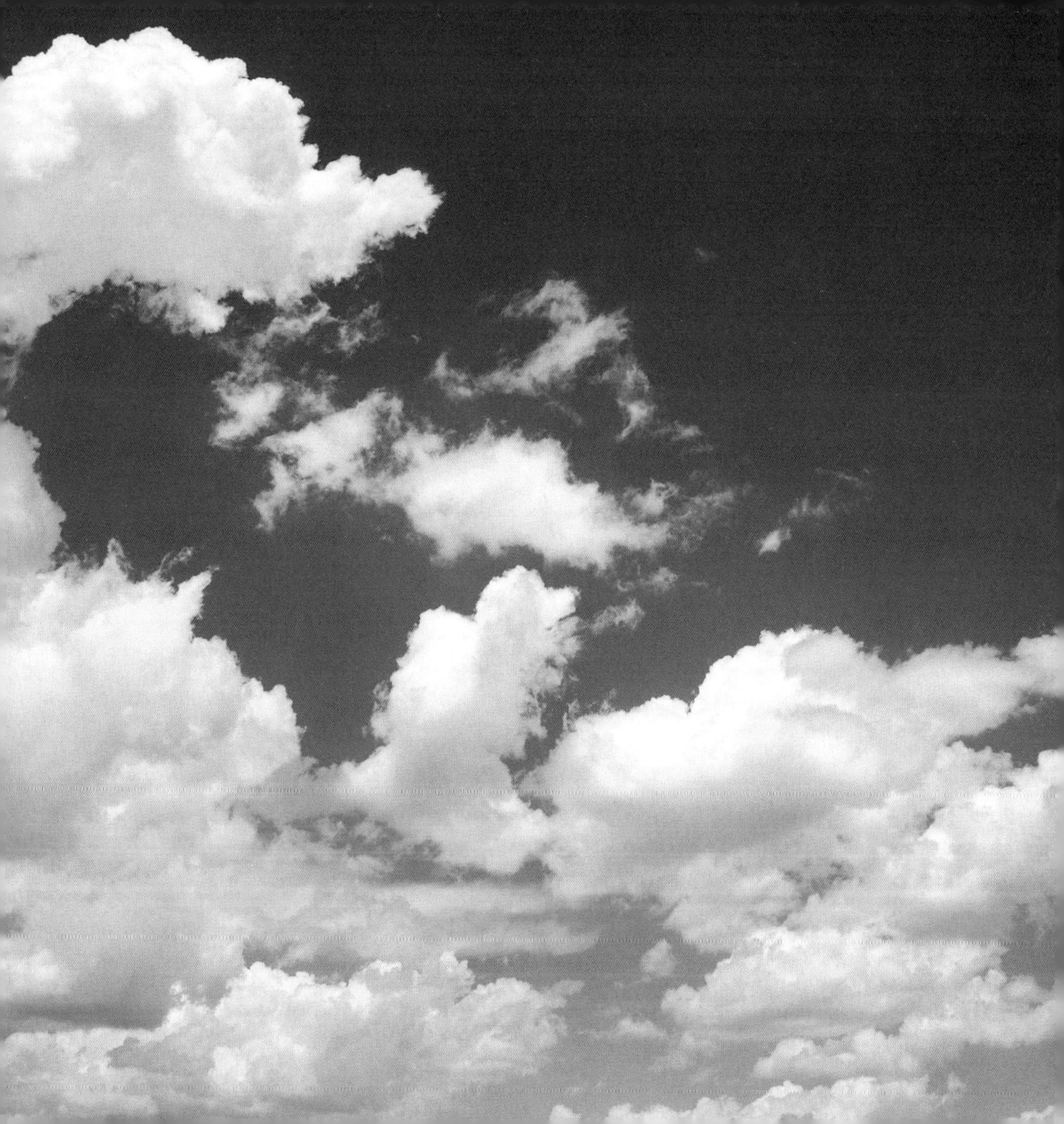

Die Erinnerung ist
die Heimat, *die wir*
jetzt gemeinsam bewohnen.

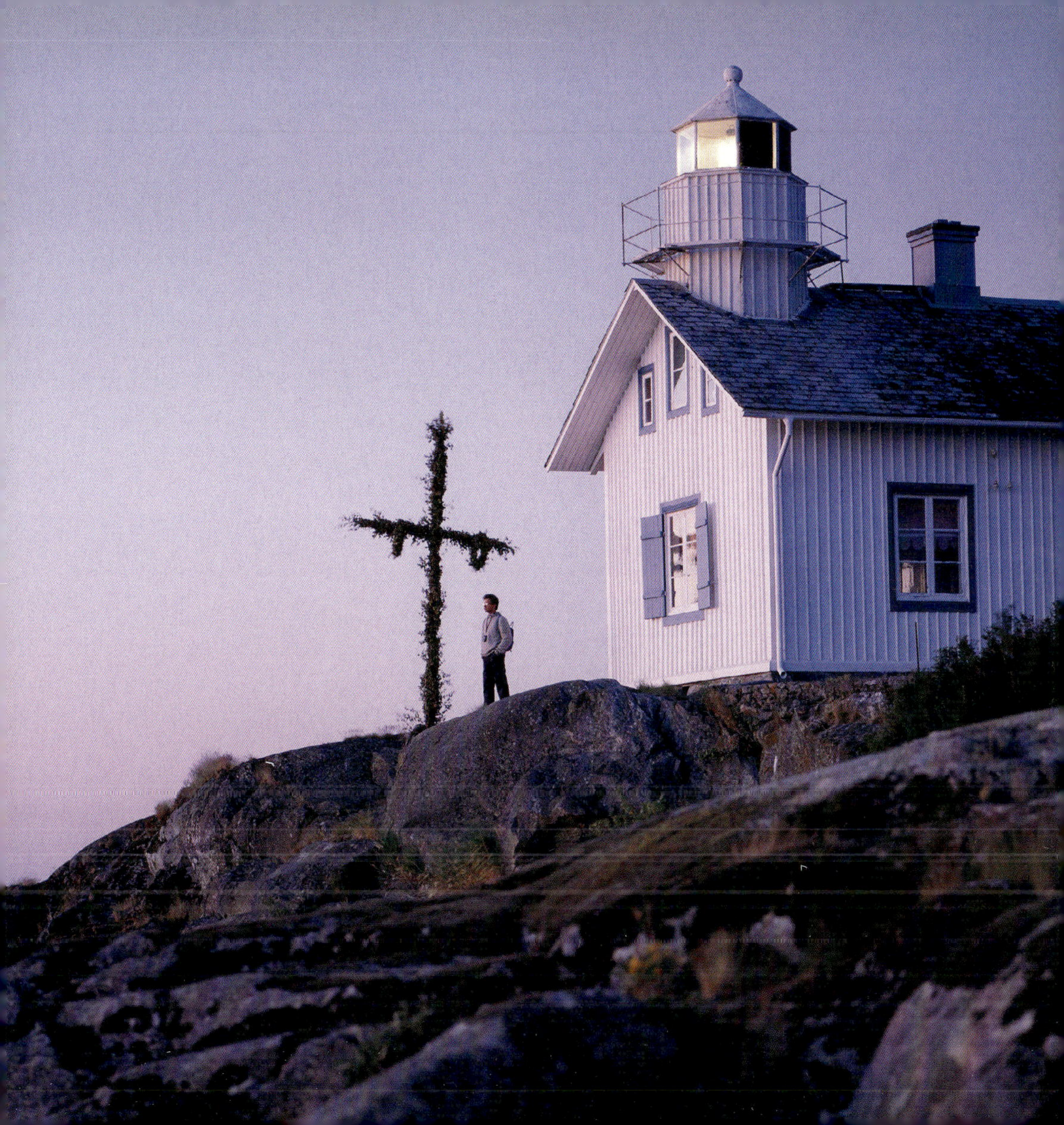

Für einen Wimpernschlag
auf dieser Welt –
für immer
in unseren Herzen.

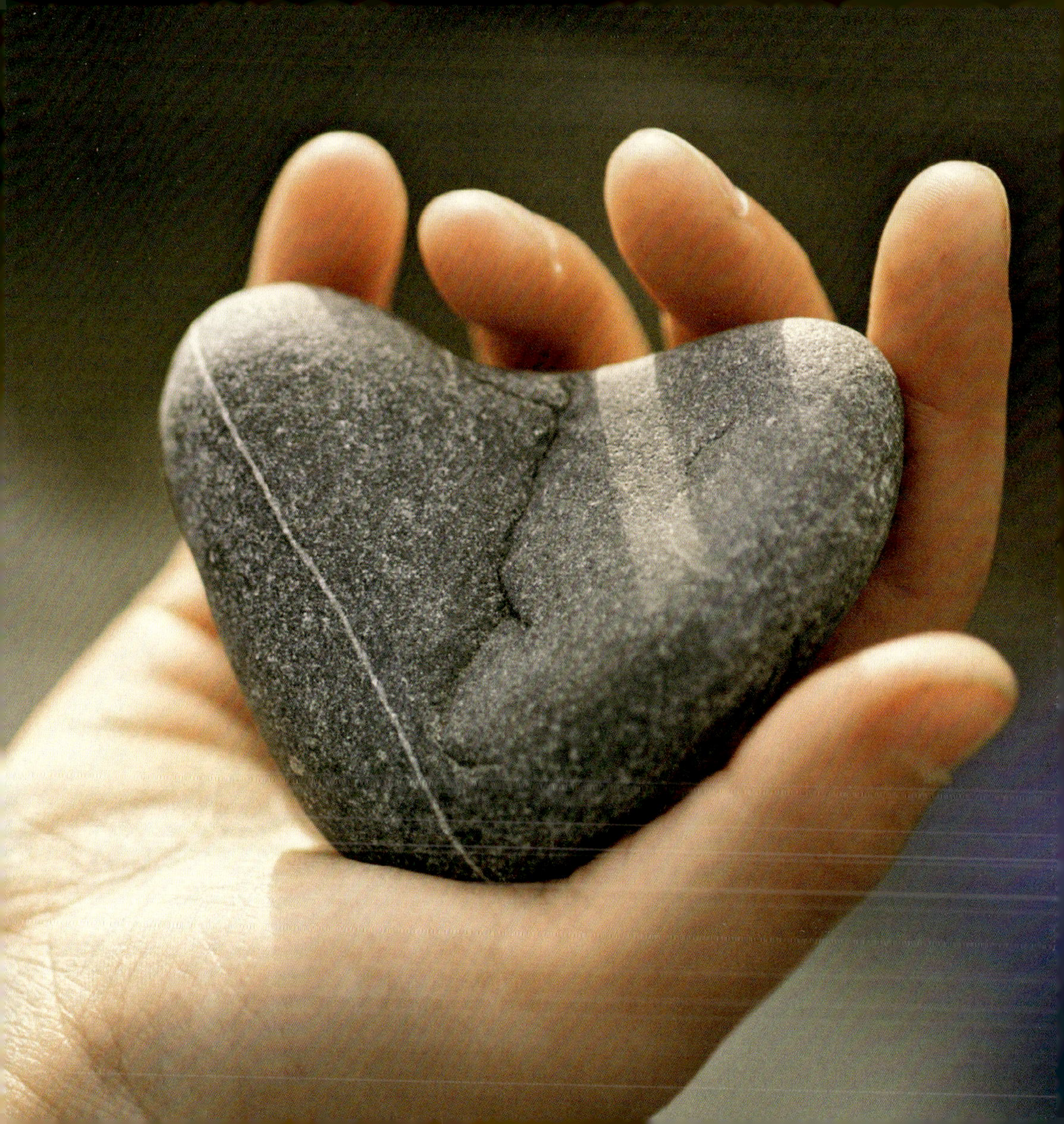

Was man tief in
seinem Herzen trägt,
kann man nicht durch
den Tod verlieren.

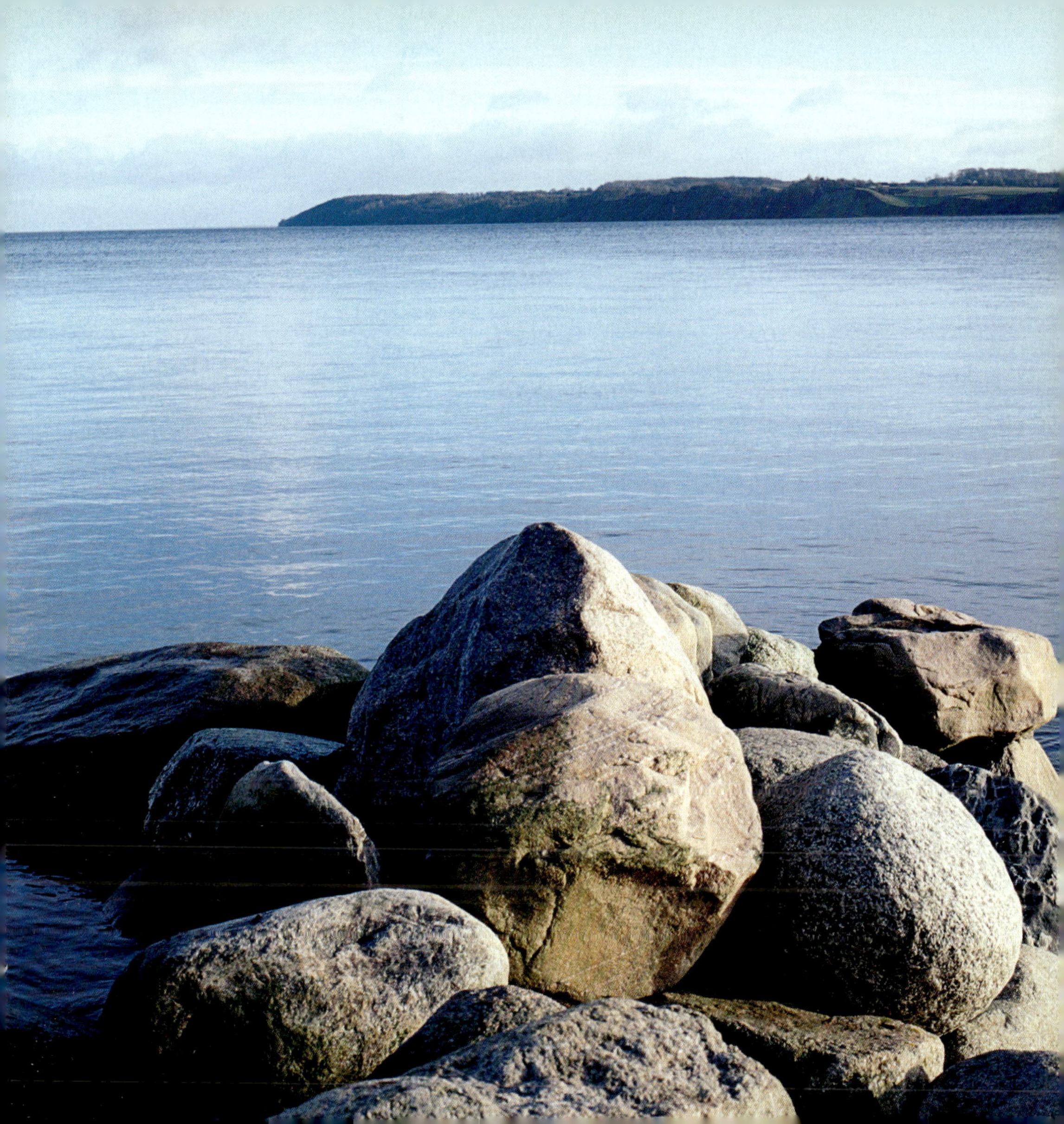

Über die Autorin

Nina Merian hat Germanistik studiert und lebt heute als freie Autorin in der Toskana. Sie hat zahlreiche Bücher veröffentlicht, im Weltbild Buchverlag erschien ihr Titel »Danke«.

Bildnachweis

Alle Fotos Innenseiten: jupiterimages

Weltbild Buchverlag
–Originalausgaben–

Projektleitung und Redaktion: Dr. Ulrike Strerath-Bolz
Umschlaggestaltung, Layout und Satz: Sabine Novotny, München
Umschlagfoto: Royalty-Free / Corbis
Reproduktion: Point of Media GmbH, Augsburg
Druck und Bindung: Offizin Andersen Nexö Leipzig GmbH, Zwenkau
Gedruckt auf chlorfrei gebleichtem Papier
Printed in Germany

ISBN 978-3-89897-634-3